"健康安全"养老服务科普图说

史　原　陈雪萍　郑生勇 主编

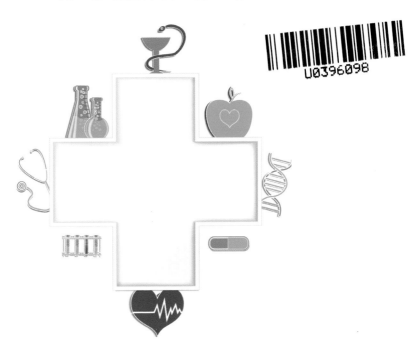

浙江工商大学出版社
ZHEJIANG GONGSHANG UNIVERSITY PRESS

图书在版编目 (CIP) 数据

"健康安全"养老服务科普图说 / 史原，陈雪萍，郑生勇主编.
— 杭州：浙江工商大学出版社，2017.9
ISBN 978-7-5178-2380-3

Ⅰ．①健… Ⅱ．①史… ②陈… ③郑… Ⅲ．①老年人－保健－中国－图解
Ⅳ．① R161.7-64

中国版本图书馆 CIP 数据核字 (2017) 第 234170 号

"健康安全"养老服务科普图说

史 原 陈雪萍 郑生勇 主编

责任编辑	沈敏丽　　张婷婷
责任校对	张春琴
装帧设计	林朦朦
封面配图	史　原
责任印制	包建辉
出版发行	浙江工商大学出版社
	（杭州市教工路 198 号　邮政编码 310012）
	（E-mail：zjgsupress@163.com）
	（网址：http://www.zjgsupress.com）
	电话：0571-88904980　传真：0571-88831806
印　　刷	杭州五象印务有限公司
开　　本	787mm×960mm　1/16
印　　张	4.5
字　　数	52 千
版 印 次	2017 年 9 月第 1 版　2017 年 9 月第 1 次印刷
书　　号	ISBN 978-7-5178-2380-3
定　　价	49.80 元

浙江工商大学出版社营销部邮购电话　0571-88904970

前　言

　　老龄化是现代社会发展的必然趋势，是人类文明不断提升的体现。老龄化社会的到来，给社会、家庭及医疗保健带来巨大的压力，同时也对养老服务提出了新的挑战。为了促进老年人身心健康，营造养老服务文化氛围，提高大学生创新思维和实践能力，在各方努力下，杭州师范大学钱江学院于2014年举办了"首届'珍琦杯'浙江省养老服务科普图片设计大赛"。

　　随着年龄的增长，老年人身体器官老化，容易出现骨质疏松、直立性低血压、跌倒、骨折、误吸、噎食及心脑血管意外等情况，但疾病和意外事件并非老化的必然结果，若知晓并掌握一些基本的知识与技能，可以有效预防相关疾病和意外事件发生，提升老年人的生活质量。为普及这些基本知识与技能，大赛主办、承办单位在老年电视大学、银龄行动、老年人自护互助及养老服务人才队伍培养培训等项目中努力推进相关工作。在此基础上，激发大学生的创新能力，进一步普及相关知识、传播相关技能，营造关注并促进老年人身心健康的社会氛围，促进全社会特别是年轻人来关注养老事业，是本次大赛的宗旨。为此，我们选择了四大老年人最常见的健康问题（跌倒预防与应急处理，骨质疏松预防，误吸、噎食预防与应急处理，直立性低血压预防）作为此次大赛创作的内容，并对作品表现的专业内涵提出要求，促使学生在科学性基础上发挥想象力、创造力，创作出生动的作品。

　　大赛得到了全省高等院校的高度重视，经高校广泛发动，认真组织，共收到来自12所高校的374件作品。许多作品是医学、护理专业的学生与艺术类学生共同创作的，较好地体现了科学性和艺术表现力。经初审，97件作品入围终评。经过由临床护理专家、高校护理教授、养老服务管理专家及艺术教育专家组成的评奖委员会终评，方倩等4位同学获得了一等奖，顾若诗等6位同学获得了二等奖，庞飞飞等7位同学获得了三等奖，杨云云等8位同学获得了优胜奖，黄碧霞等16位同学获得了鼓励奖。杭州师范大学钱江学院、衢州职业技术学院获得最佳组织奖。

本次大赛由浙江省老年学学会、浙江省社会福利协会及杭州市科学技术协会主办，杭州师范大学钱江学院及浙江省老年学学会老年护理专业委员会、杭州市科学技术发展研究会承办。此外，大赛由杭州珍琦卫生用品有限公司冠名赞助，杭州乾仁养老服务公司、浙江蓝谷智能科技有限公司、杭州康久医疗投资管理有限公司协办。在此一并表示深深的谢意，感谢支持养老服务事业的社会团体和爱心企业。

为更好地普及这些知识和技能，提高传播效果，我们约请了专业的动漫老师对作品进行了修改并再创作了5项科普组图。这5项组图经专家审阅，已在国家卫生计生委"新家庭计划"有关"养老照护"能力建设的培训课程中展示，获大家认可，目前已在部分社区和养老机构推进应用。

现将获奖作品和史原老师原创的养老服务科普图片结集出版，以期在养老服务事业中发挥作用。此项工作得到杭州市科学技术协会、杭州市产学对接重点突破项目和中国人口福利基金会项目支持。

编者

2016 年 8 月于杭州师范大学钱江学院

目录

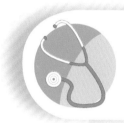

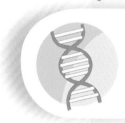
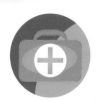

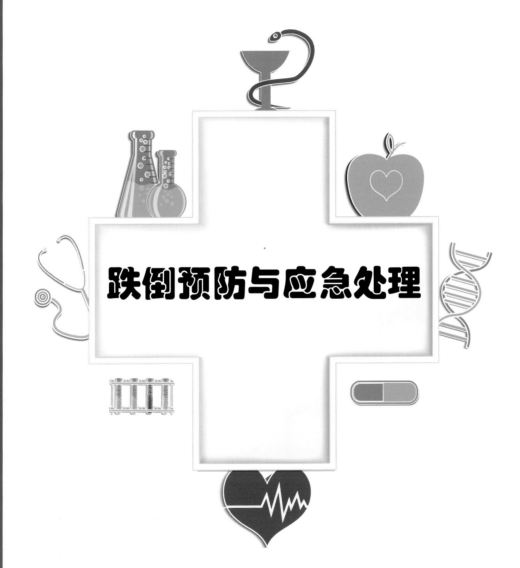

跌倒预防与应急处理

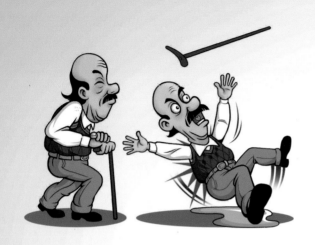

老年人跌倒易发生骨折。

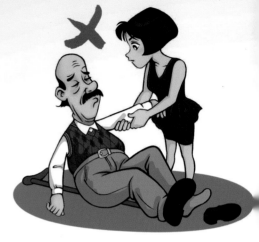

扶持不当，会带来严重后果，如：骨折和损伤血管、神经；脊柱骨折移位，引发截瘫

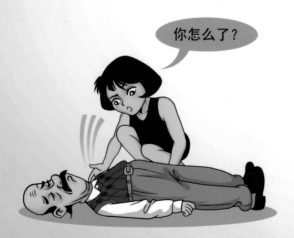

救护者不要急于搬动老人，应让其平躺于原处，轻拍肩部询问，检查老人意识。

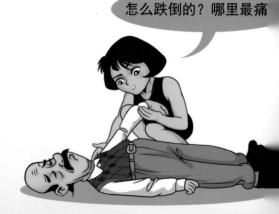

救护者轻扶老人，依次缓慢活动四肢，检查伤情。

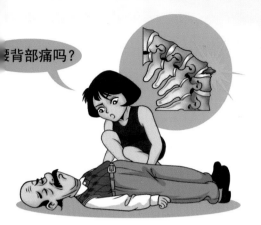

救护者进一步检查老人是否发生脊柱骨折。

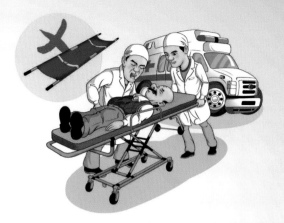

医护人员进行救援时需用硬板担架
搬运，避免老人脊柱扭曲。

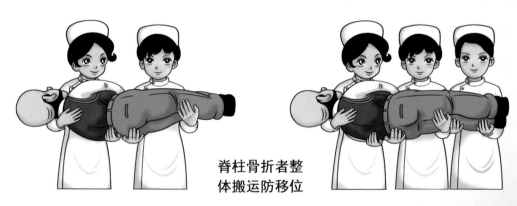

脊柱骨折者整
体搬运防移位

两人搬运图　　　　　　　　　三人搬运图

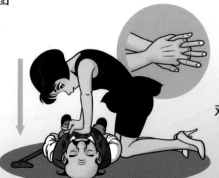

对心脏骤停者进行心肺复苏

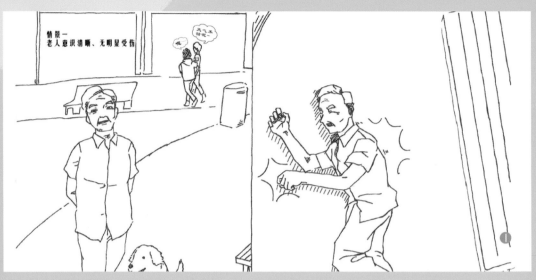

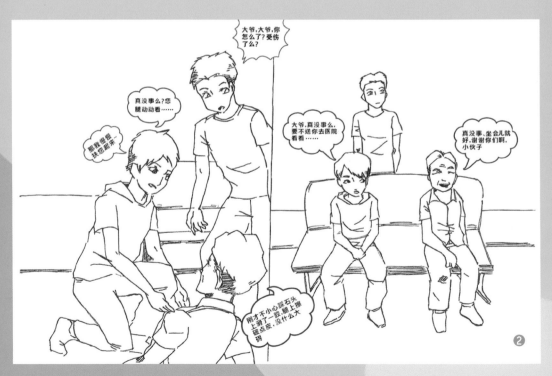

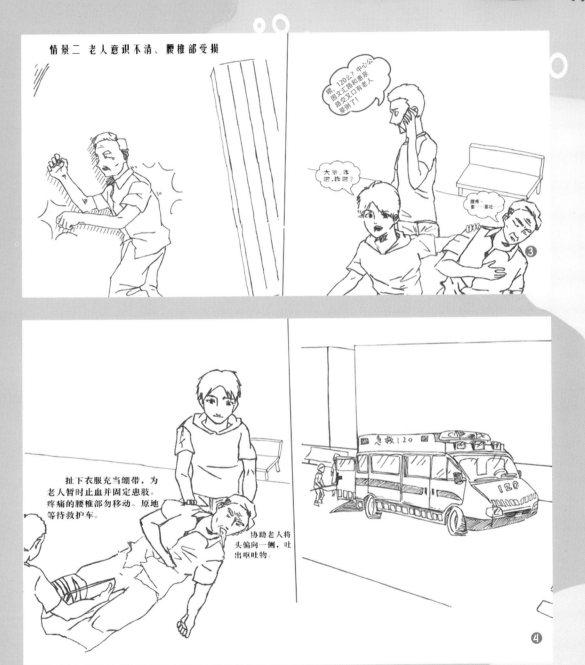

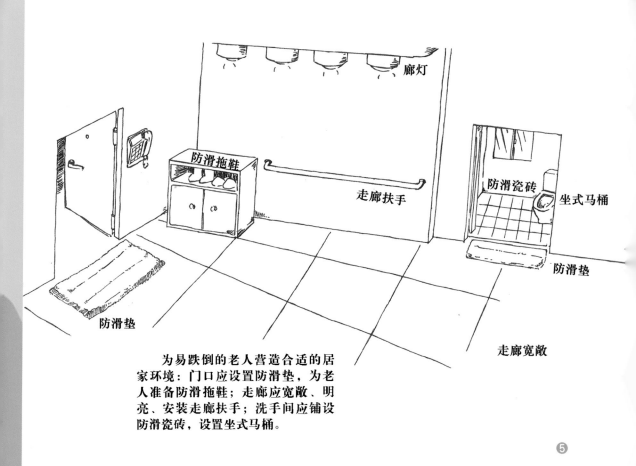

廊灯

防滑拖鞋

走廊扶手

防滑瓷砖

坐式马桶

防滑垫

走廊宽敞

防滑垫

　　为易跌倒的老人营造合适的居家环境：门口应设置防滑垫，为老人准备防滑拖鞋；走廊应宽敞、明亮、安装走廊扶手；洗手间应铺设防滑瓷砖，设置坐式马桶。

⑤

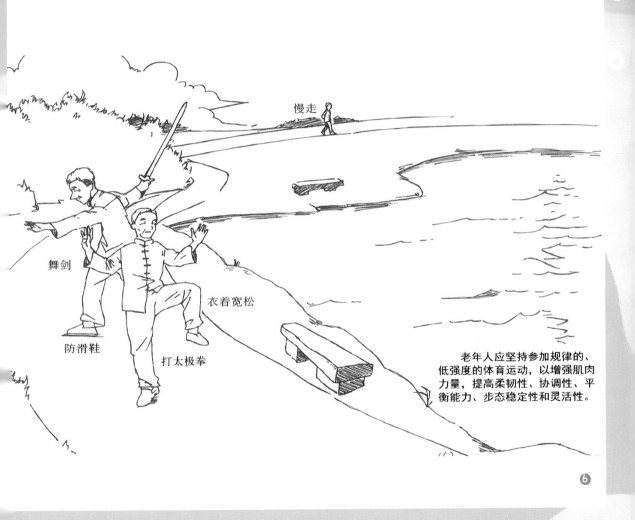

慢走

舞剑

衣着宽松

防滑鞋

打太极拳

老年人应坚持参加规律的、低强度的体育运动，以增强肌肉力量，提高柔韧性、协调性、平衡能力、步态稳定性和灵活性。

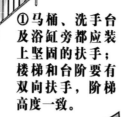

①马桶、洗手台及浴缸旁都应装上坚固的扶手；楼梯和台阶要有双向扶手，阶梯高度一致。

②在进出的地方，要有良好的照明条件。

③适当室温：一般人在室温29.4℃~32.2℃时处于最机警的状态。

④准备合适的辅具，例如拐杖、助步器及轮椅等，并将其放置于床边。

⑤购买合脚的鞋子或拖鞋，鞋底要粗糙、防滑。

⑥阶梯边缘有醒目标志，阶梯边缘最好加上防滑贴条，避免跌倒。

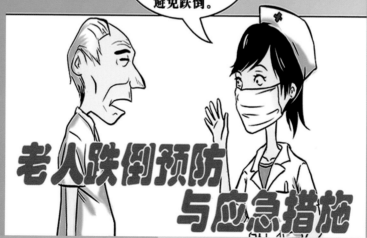

老人跌倒预防与应急措施

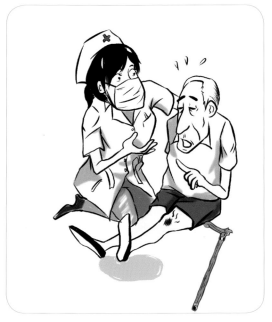

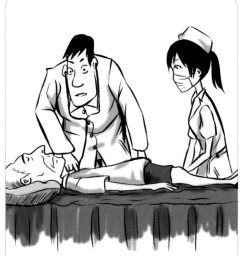

安抚老人，并让老人保持呼吸通畅，时刻观察老人身体状况，通知其他值班护士，其间可以对老人进行脉搏和血压的测量。

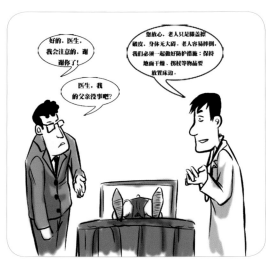

好的，医生，我会注意的，谢谢你了！

您放心，老人只是膝盖擦破皮，身体无大碍，老人容易摔倒，我们必须一起做好防护措施：保持地面干燥、拐杖等物品要放置床边。

医生，我的父亲没事吧？

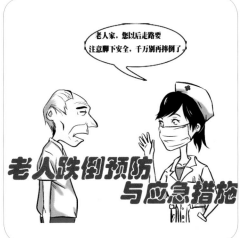

老人家，您以后走路要注意脚下安全，千万别再摔倒了

老人跌倒预防与应急措施

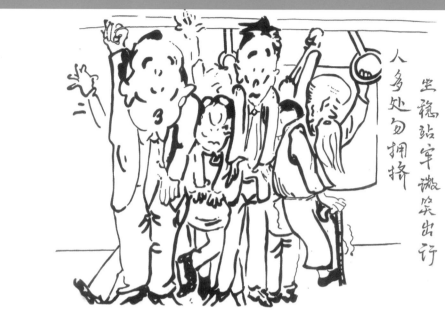

坐稳站牢微笑出行

人多处勿拥挤

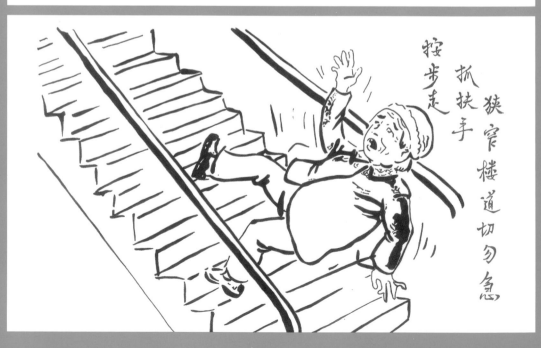

按步走

抓扶手

狭窄楼道切勿急

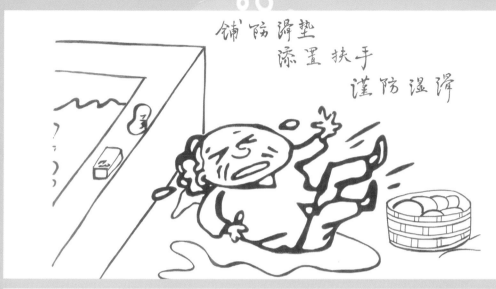

铺防滑垫
添置扶手
谨防湿滑

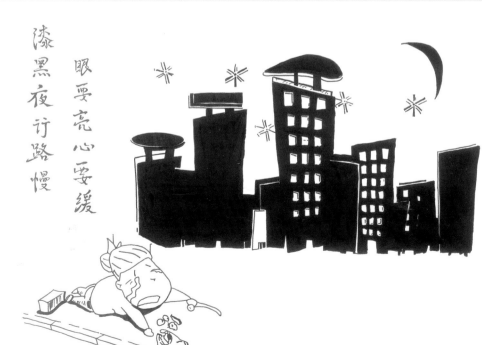

漆黑夜行路慢

眼要亮心要缓

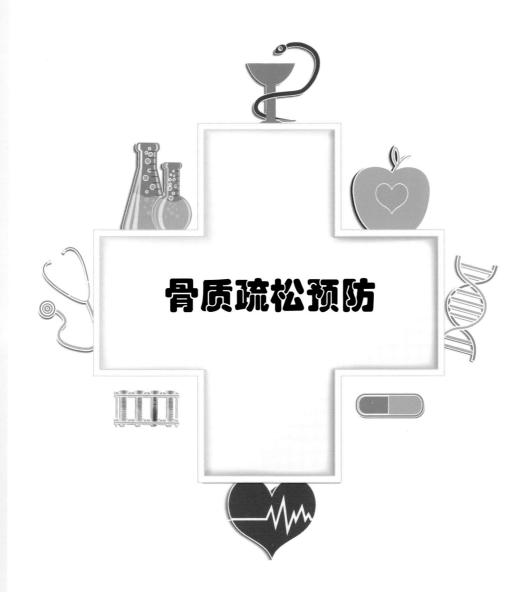

骨质疏松预防

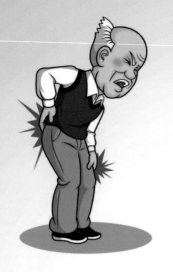

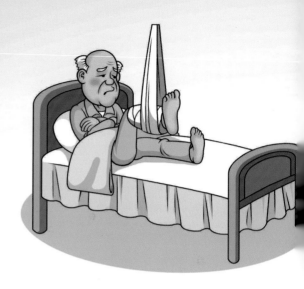

老年人易出现骨质疏松，严重的会导致骨折。

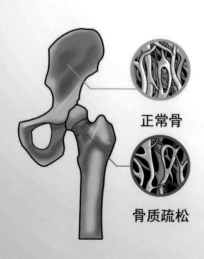

正常骨

骨质疏松

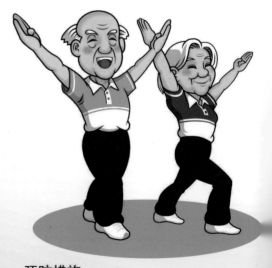

预防措施一：

适宜的运动可以有效提高骨骼强度

预防措施二：

　　常晒太阳可以有效
补充维生素D, 从而促进
钙的吸收和利用。

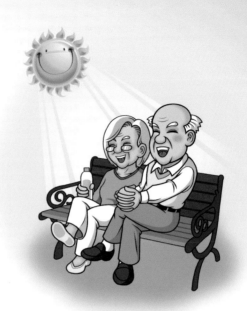

1ml奶=1mg钙

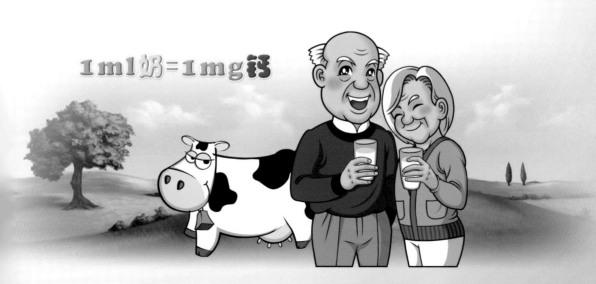

预防措施三：每天喝一杯牛奶可以有效补钙。

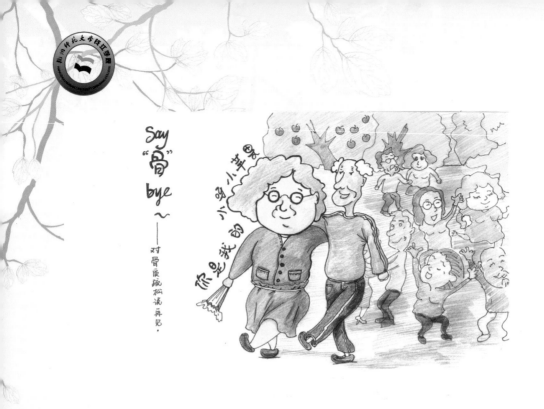

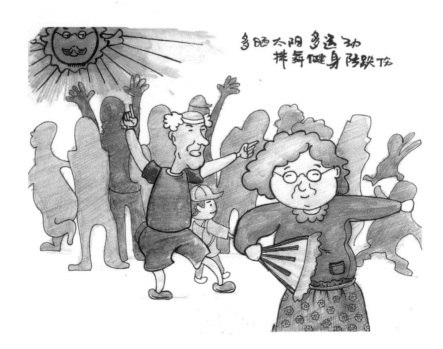

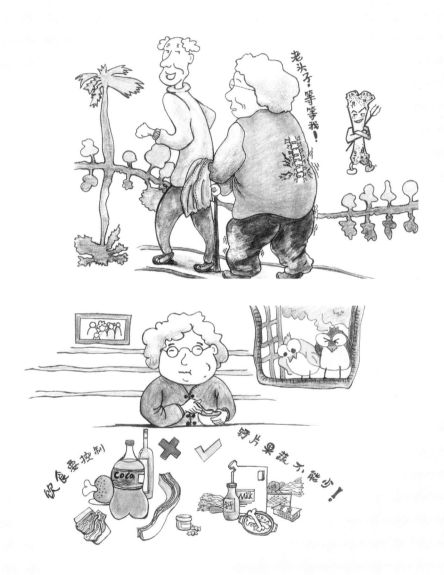

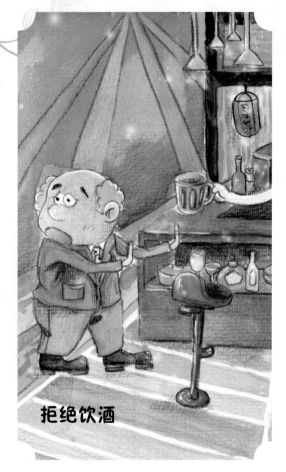

拒绝饮酒

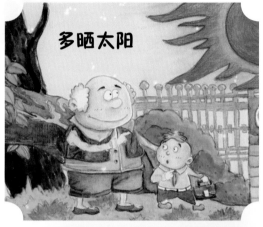

多晒太阳

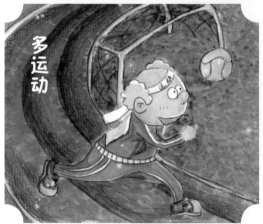

多运动

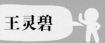

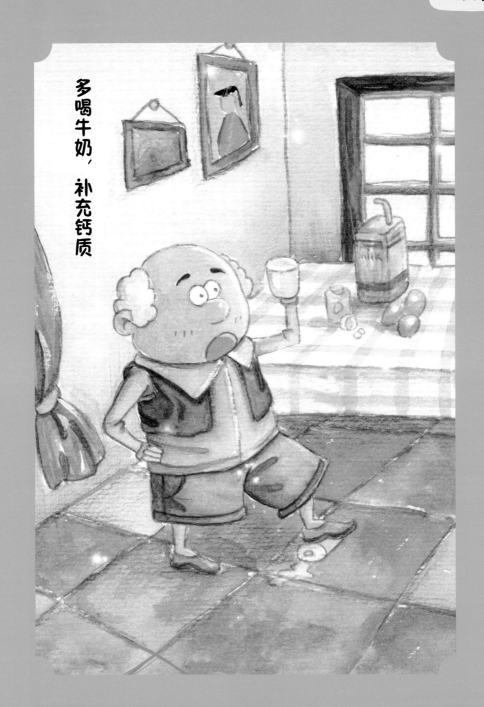

多喝牛奶，补充钙质

一、骨质疏松症高危人群

以下人群易患骨质疏松症：

全球50岁以上受骨质疏松症威胁的老人——

| 女性 | 1/3 |
| 男性 | 1/5 |

爱喝碳酸饮料、咖啡

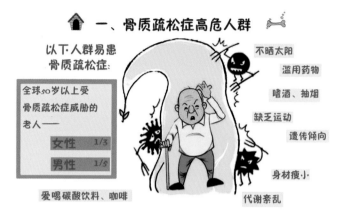

不晒太阳

滥用药物

嗜酒、抽烟

缺乏运动

遗传倾向

身材瘦小

代谢紊乱

二、骨质疏松症的临床表现

1.周身骨骼疼痛。

当骨量丢失12%以上，会出现骨痛以及肌无力。

3.骨折。

主要表现为脊柱压缩性骨折、前臂骨折和髋骨骨折等。

2.椎体压缩——身高变矮，驼背。

由于骨疏松会造成脊椎压缩变形、前倾、背曲加剧，所以会出现身高变矮，形成驼背。

三、骨质疏松症患者最常见的骨折部位

胸腰椎骨折

骨质疏松引起的骨折会压迫神经，严重者会瘫痪。

腕部骨折

当骨量丢失12%以上时，会出现腰肌酸软、腰背疼痛、跟骨疼痛、长管骨隐痛、乏力畸形等症状。

腿骨骨折

骨折还会导致肺炎、血栓等并发症。

髋部骨折

以髋骨骨折造成的后果最为严重。

四、骨质疏松症的危害

骨质疏松症具有"四高一低"的特点，即高发病率、高死亡率、高致残率、高费用和低生活质量。

骨痛和肌无力使患者舒适度减弱，负重能力下降。

增加骨折的概率、降低生活质量。

椎体骨折影响心·肺功能、呼吸系统。

五、骨质疏松的预防

1．均衡饮食

摄取含钙、维生素D、蛋白质的食物，如奶制品、豆类、芝麻、动物肝脏、奶油、蛋黄、鱼子、海鱼及鱼肝油。

2．高度关注自身骨密度变化情况

多关注、多检测；早发现、早诊断；规范治疗、降低危害。

3．适量阳光照射

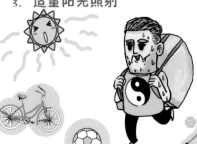

4．适量运动

运动方式走路、慢跑、体操、跳舞、骑车、球类运动等

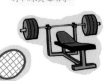

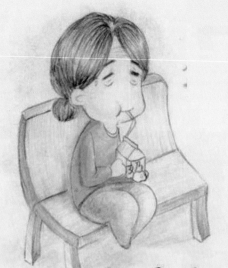

1. 常喝牛奶
补补钙

骨质疏松

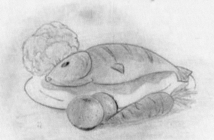

3. 平衡饮食
胃口好

吕柯菲

早预防

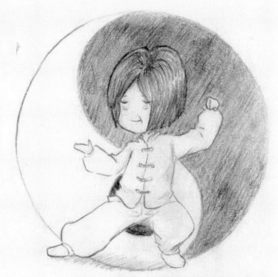

2.适量运动
身体棒

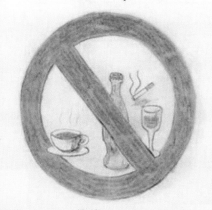

4.拒绝烟酒
和汽水

23

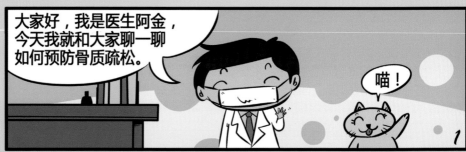

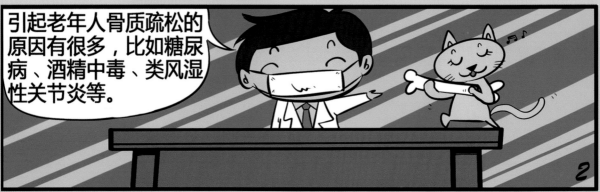

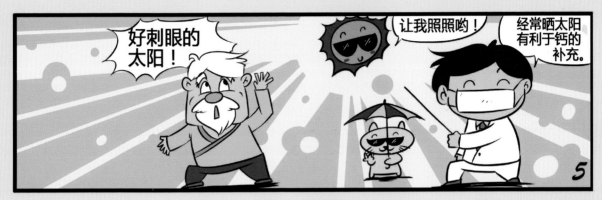

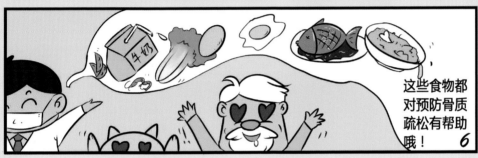

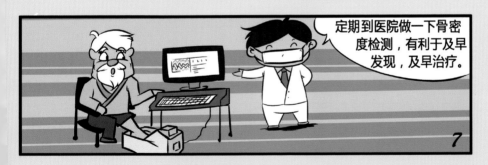

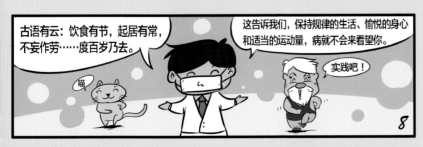

骨骼健康
幸福晚年

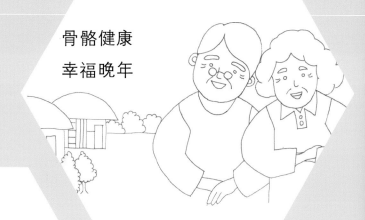

户外运动
强骨骼

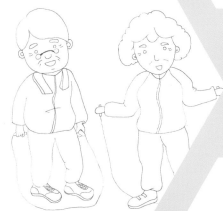

常喝牛奶
补钙质

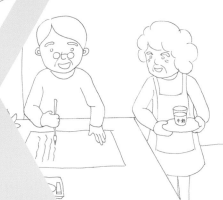

沈佳莹

均衡饮食
促健康

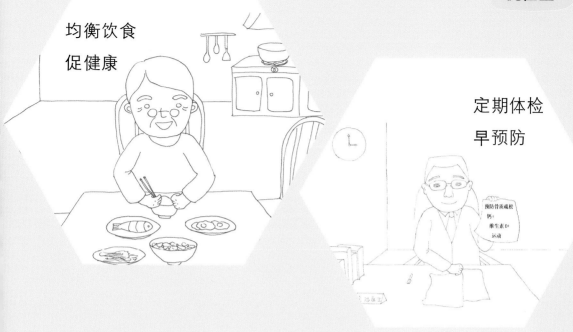

定期体检
早预防

合理作息
促睡眠

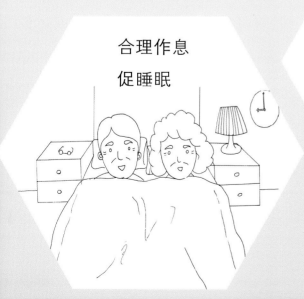

预防跌倒
防骨折

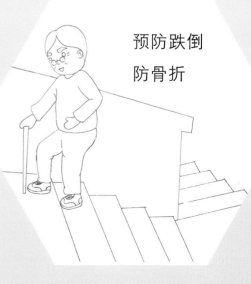

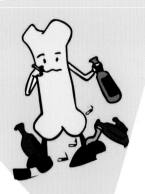

年轻时
爱抽烟
爱喝酒

1

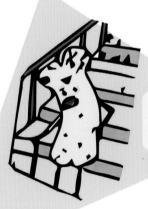

老年时
腰腿痛
要人命

2

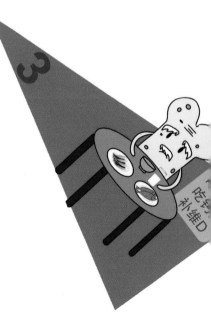

3

吃钙
补维D

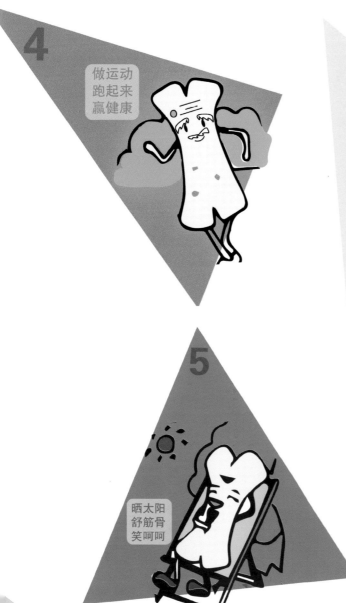

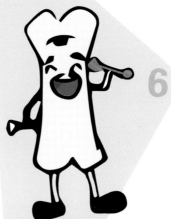

健康·安全

love old

好饮食，
**　好习惯，**
**　好身体。**

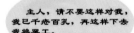

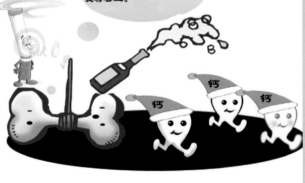

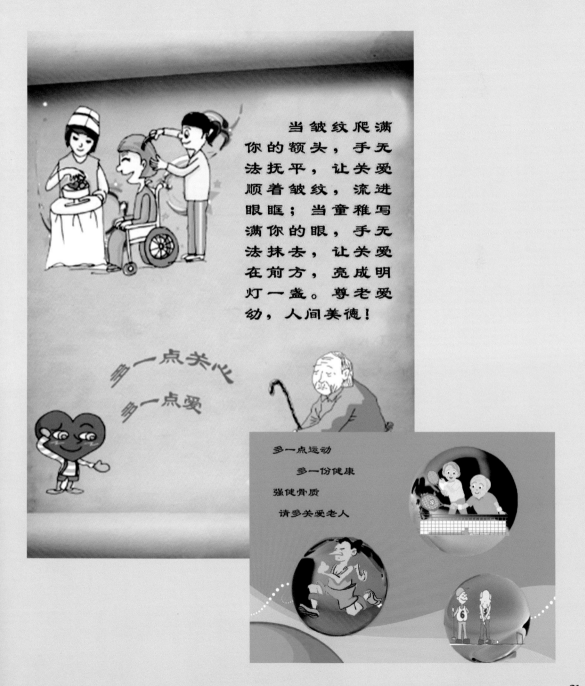

当皱纹爬满你的额头，手无法抚平，让关爱顺着皱纹，流进眼眶；当童稚写满你的眼，手无法抹去，让关爱在前方，亮成明灯一盏。尊老爱幼，人间美德！

多一点关心
多一点爱

多一点运动
多一份健康
强健骨质
请多关爱老人

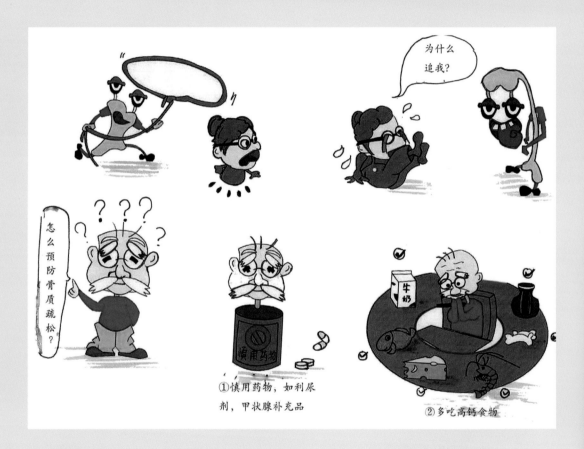

①慎用药物，如利尿剂，甲状腺补充品

②多吃高钙食物

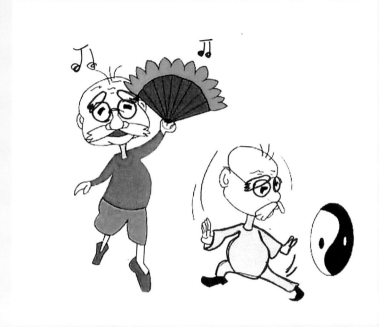

③适当运动，如散步、跳舞、打太极拳等强化和支持背部的运动，运动加钙补充能更好预防骨质疏松。

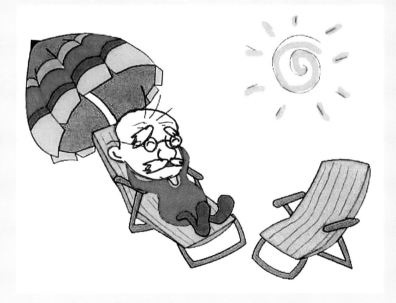

④多晒太阳，紫外线能刺激某些皮脂制造维生素 D。

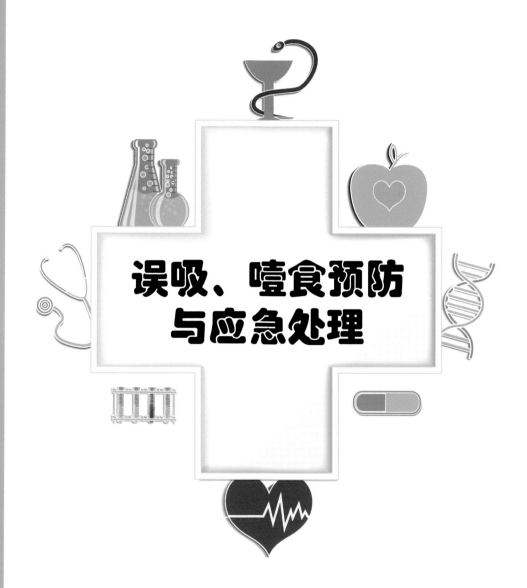

误吸、噎食预防
与应急处理

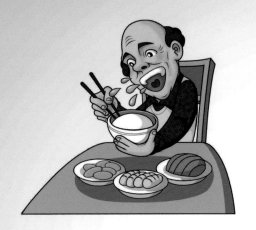

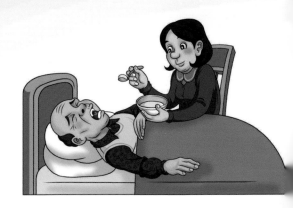

老年人大口快速进食黏稠粗糙食物易发生噎食。

噎食预防措施：
　　（1）坐位进食，小口进食，细嚼慢咽。
　　（2）避免进食过干、粗糙、黏稠的食物，避免大口进食或过快喂食。

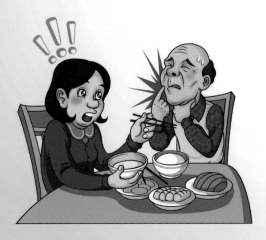

噎食表现：突然停止进食，惊恐，一手抓喉部，一手指向口腔。

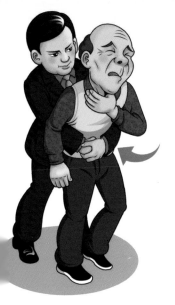

急救方法一：

对意识清者进行立位急救。施救者站于患者身后，一手握拳，拳眼正对上腹部并紧贴腹壁，另一手抓住拳头，快速向上、向内冲击腹部，重复操作直至异物排出。

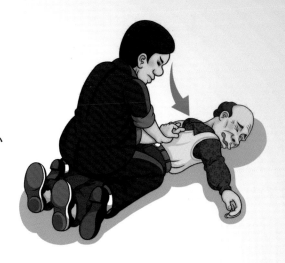

急救方法二：

对意识不清者进行卧位急救。施救者一手手掌贴于患者上腹部，另一手叠于其上，手指跷起，用力向下向上冲击腹部，直至异物排出。

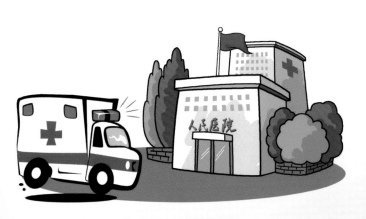

急救成功后送医院。

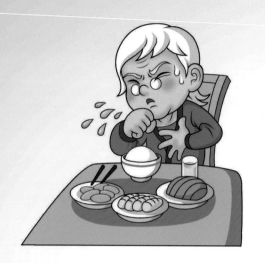

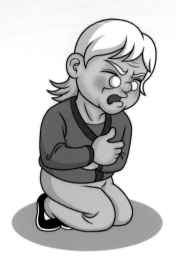

老年人易发生误吸咳嗽，剧烈咳嗽会引发心脑血管意外。误吸还会导致肺部感染，严重的甚至能堵塞气道以致窒息死亡。

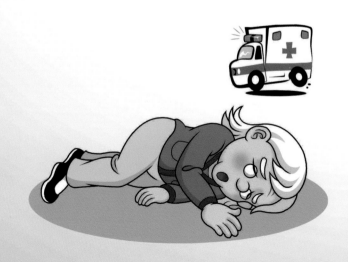

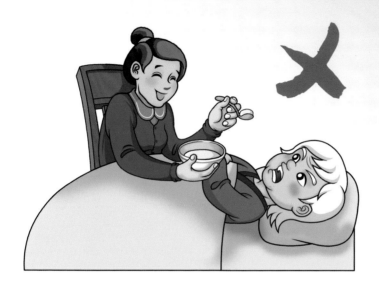

预防措施一：
　　忌仰卧位进食进水。

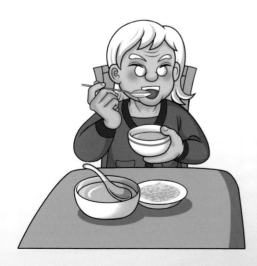

预防措施二：
　　坐位小口慢进食，高龄老
人喝水喝汤易呛咳者可将食物
加工成糊状。

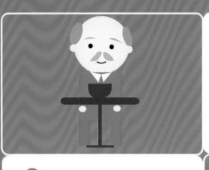

1　体位合适，进餐时尽量坐位或半坐卧位。

2　食物软烂。少且精，软而烂。
　　吃稀食易呛者，可将食物加工成糊状。

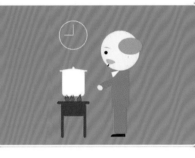

3　细嚼慢咽。吃饭时勿催促，肉类、汤圆等要切成小块且不易多食。

4　适当饮水。准备水或稀粥，在老年人咀嚼或吞咽困难时喝下；用餐忌饮酒。

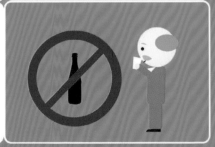

40

施救

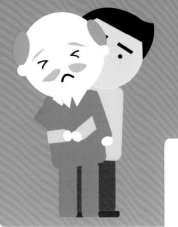

1. 双手环抱患者胸部。

2. 一手握空心拳并将拇指一侧顶住患者胸部下半部。

3. 向内冲击，约每秒一次。

噎食

在进食中突然发生严重呛咳、呼吸困难，且出现面色苍白或青紫者，即可能是噎食窒息所致。

1. 取立位，抬起下巴，使气管变直。

2. 腹部上端靠椅背或桌子边缘。

3. 忽然对胸腔上方猛力施压。

自救

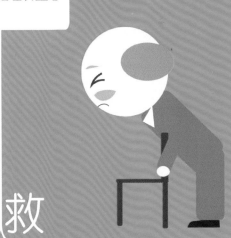

噎食预防与应急处理

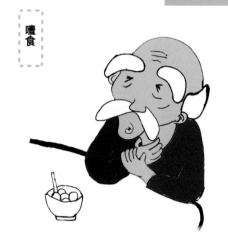

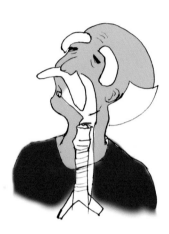

① ②

③ ④

自救

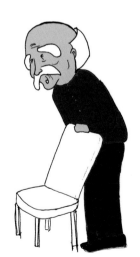

他救

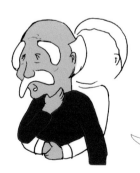

42

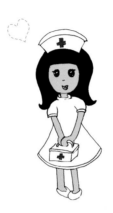

噎食的预防

一、食物宜软，忌黏稠带刺

二、进食宜慢，忌大口吞咽

三、饮食规律，忌暴饮暴食

四、食中不语，忌交谈大笑

误吸预防

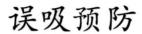

进食时不宜狼吞虎咽。

进食宜慢，不宜边进食边聊天。

易误吸的老人，食物可加工成糊状。

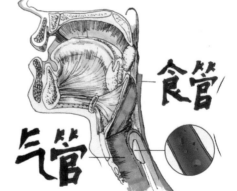

食管

气管

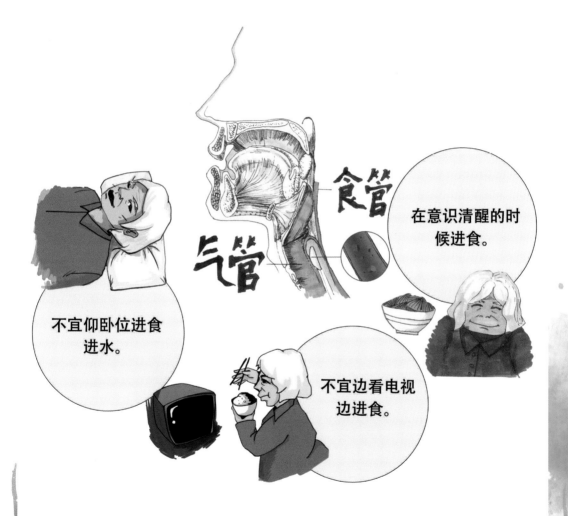

食管

气管

在意识清醒的时候进食。

不宜仰卧位进食进水。

不宜边看电视边进食。

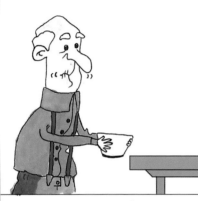

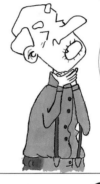

堵塞气管入口 急救!

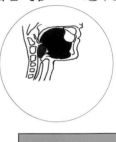

先用纱布包住
手指，然后用
手指清除咽喉
部食物

汤勺柄刺激舌
根部——呕吐

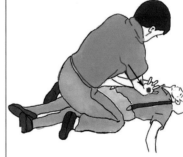

卧位腹部冲击法
注意手掌着力点、
挤压方向

选择对象：
神志不清，体重较重

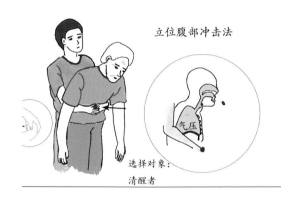

立位腹部冲击法

选择对象：
清醒者

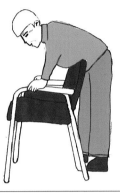

自救：注意用力不
过猛，防损伤内脏
和引起肋骨骨折

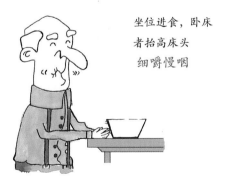

坐位进食，卧床
者抬高床头
细嚼慢咽

团子

馒头

刺多的鱼类

X

黏性大、干燥难咽、刺多骨多的食物

稀饭

牛奶

豆腐等质软食物、汤类

✓

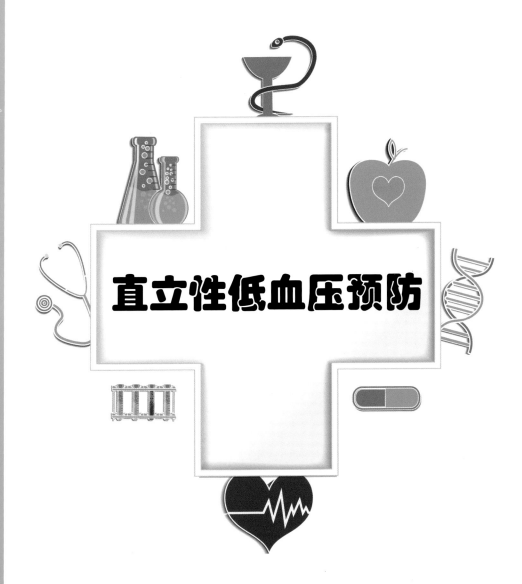

直立性低血压预防

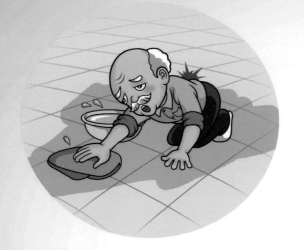

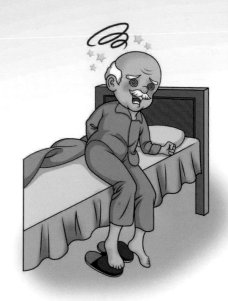

老年人从蹲位站起过快、起床过快易导致直立性低血压，严重的会因此引发晕倒从而导致骨折。

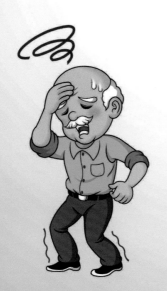

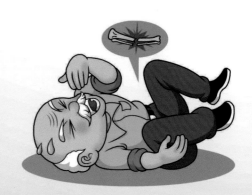

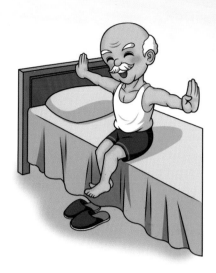

预防措施一：

　　三个"半分钟"起床：床上活动半分钟、床上坐半分钟、床沿腿下垂半分钟，缓慢起床。

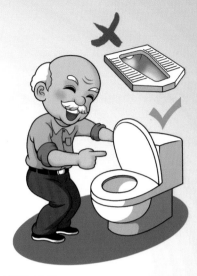

预防措施二：

　　坐位如厕，勿蹲位如厕。

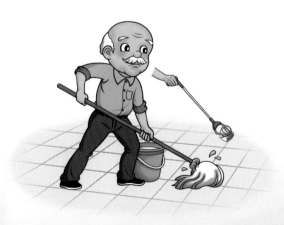

预防措施三：

　　避免弯腰及蹲位作业。

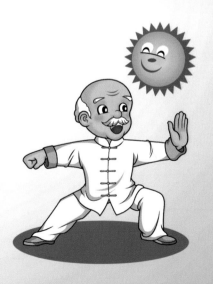

预防措施四：

　　适宜运动增强心血管的调节能力。

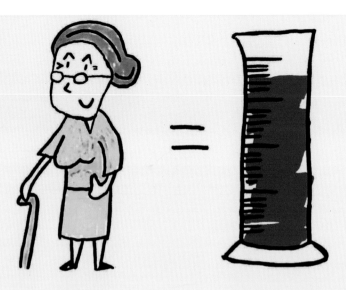

人体是一个盛**血**的容器

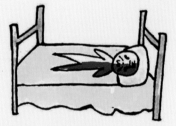

躺着时，
血液在身体里是平衡的

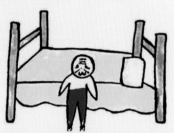

忽然站起来时，
脑部就会忽然缺血

人体就会

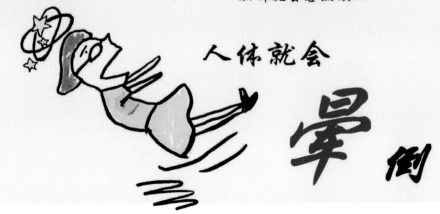

晕 **倒**

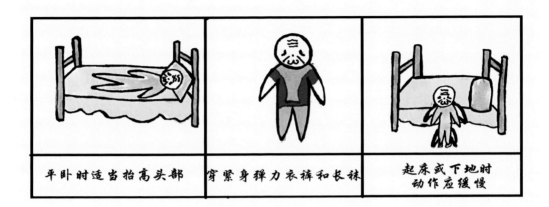

| 平卧时适当抬高头部 | 穿紧身弹力衣裤和长袜 | 起床或下地时动作应缓慢 |

直立性低血压预防

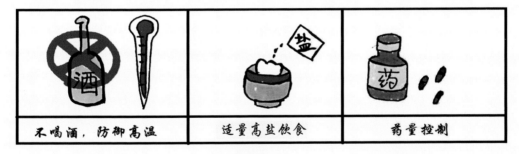

| 不喝酒，防御高温 | 适量高盐饮食 | 药量控制 |

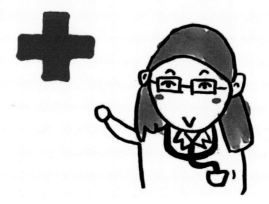

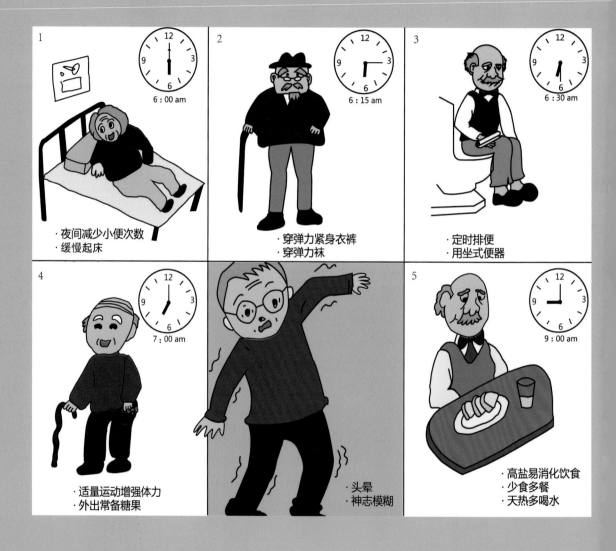

1   6:00 am

· 夜间减少小便次数
· 缓慢起床

2   6:15 am

· 穿弹力紧身衣裤
· 穿弹力袜

3   6:30 am

· 定时排便
· 用坐式便器

4   7:00 am

· 适量运动增强体力
· 外出常备糖果

· 头晕
· 神志模糊

5   9:00 am

· 高盐易消化饮食
· 少食多餐
· 天热多喝水

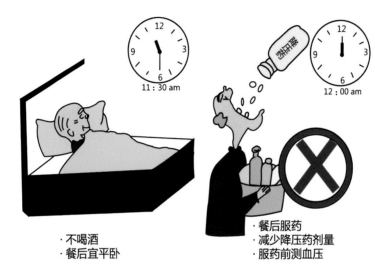

· 不喝酒
· 餐后宜平卧

· 餐后服药
· 减少降压药剂量
· 服药前测血压

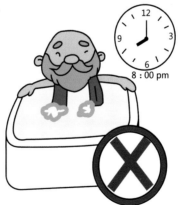

· 洗澡时间不可过长
· 洗澡水不可过热
· 不可泡澡

拒绝饮酒

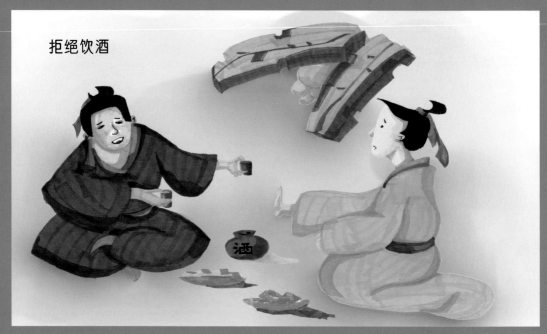

适量摄入高盐食品

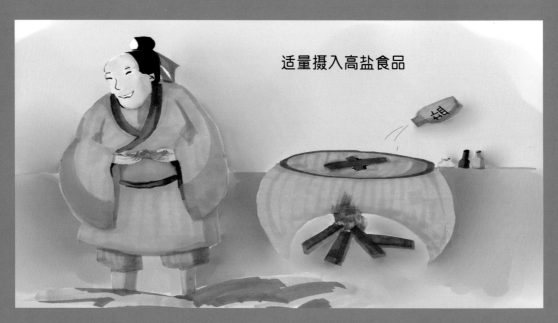

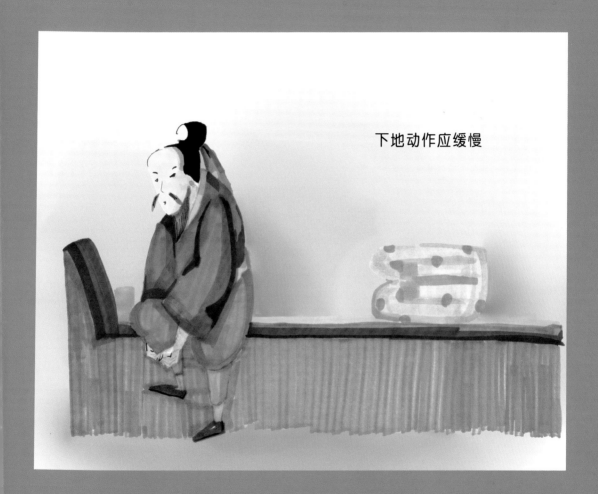

下地动作应缓慢

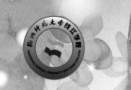

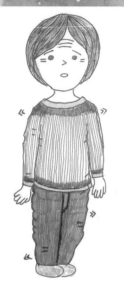

要穿弹力紧身衣裤哦

以减少直立静脉回流淤积

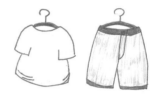

记得拒绝酒类，摄入适量高盐食品

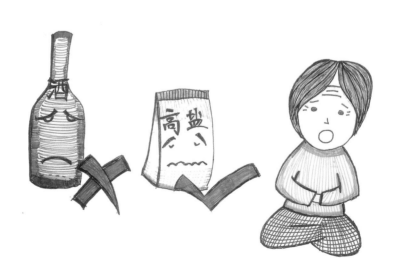

记得浴池浸泡时间不可过长

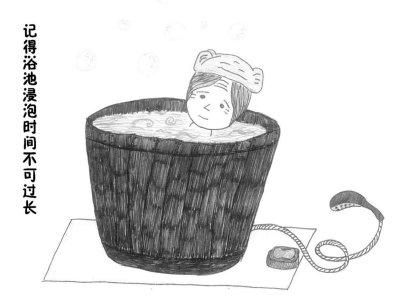

下地动作应缓慢哦

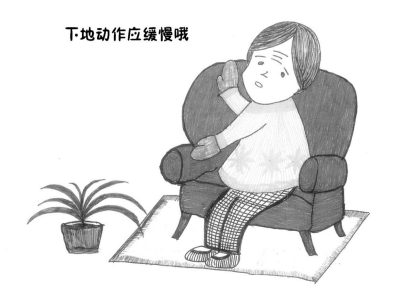

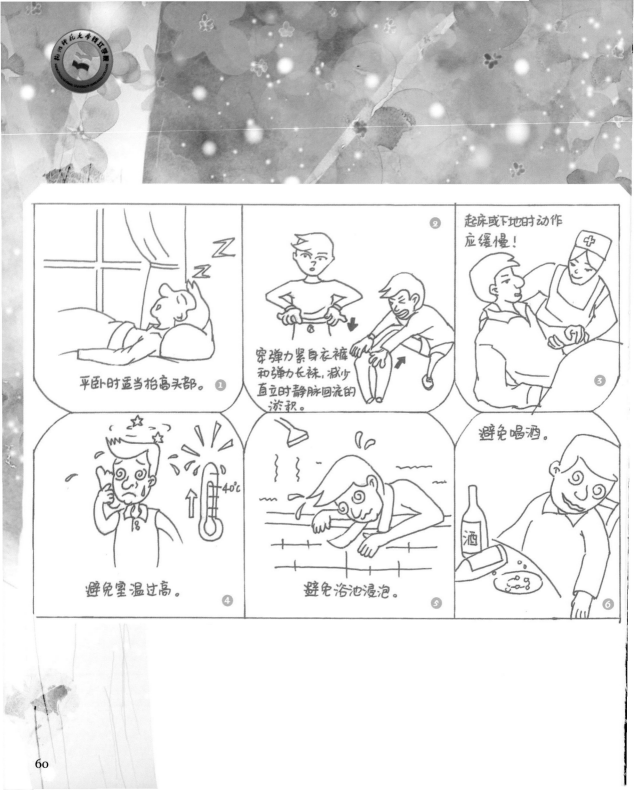

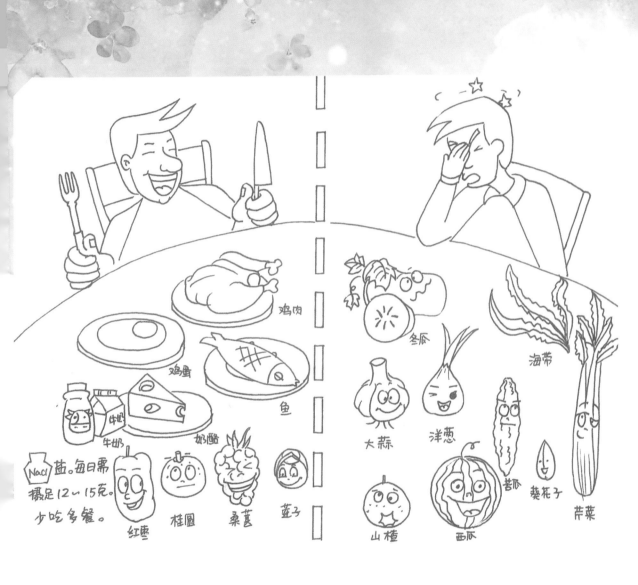

鸡肉

鸡蛋

鱼

牛奶

奶酪

盐。每日需摄足12~15克。少吃多餐。

红枣

桂圆

桑葚

莲子

冬瓜

海带

大蒜

洋葱

苦瓜

山楂

西瓜

葵花子

芹菜

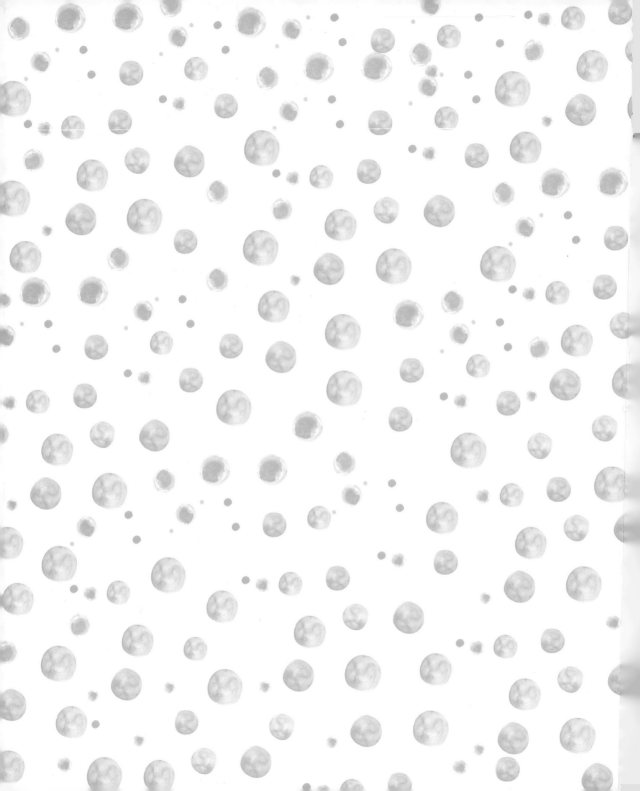